TRAITEMENT DES MALADIES NERVEUSES

Par le Dr DESCAMPS

Ancien directeur de l'Institut hydrothérapique
de Rouen

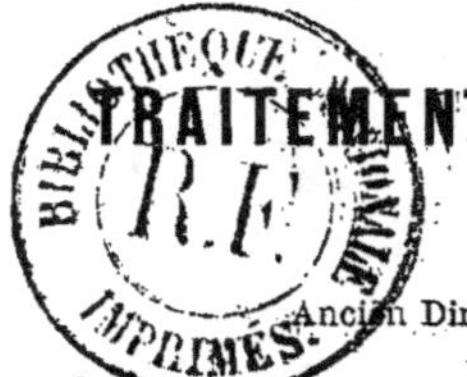

TRAITEMENT DES MALADIES NERVEUSES

Par le docteur DESCAMPS

Ancien Directeur de l'Institut hydrothérapique de Rouen.

Argelès est situé dans le département des Hautes-Pyrénées, dans la vallée du Gave de Pau, à douze kilomètres au sud de Lourdes.

C'est une station climatérique dont les qualités sont bien définies au point de vue médical depuis le travail du Dr Ferrand. En 1885, le Dr Ferrand, le savant médecin de l'Hôtel-Dieu, a fait connaître dans une communication à l'Académie des sciences, les heureuses conditions réalisées par le climat d'Argelès.

Il s'agissait alors de la création d'un sanatorium destiné à des orphelins issus de souche tuberculeuse. Après bien des études et des recherches climatériques dans le Plateau Central, les Alpes, les Pyrénées, une commission scientifique dans laquelle nous relevons les noms de Maurice Raynaud, Woillez, Bergeron, Barthez, Bucquoy, Désormeaux, Gingeot, Ferrand, conclut à l'édification de cet orphelinat sanitaire sur le flanc de la montagne du Gez (466 mètres) qui domine la ville et la vallée d'Argelès.

« Argelès, dit le Dr Ferrand qui fut chargé du rapport, réunit les qualités d'une station assez élevée, de température douce et d'hygrométrie constante. Joignons à cela que la pluie n'y est pas très fréquente, que les jours de soleil y sont très nombreux... »

Dans une étude récente, consacrée, elle aussi, au sanatorium d'Argelès, le docteur Noël Raynaud (1) arrive aux mêmes conclusions que le docteur Ferrand. En ce qui concerne la température, le docteur Raynaud a trouvé « que les moyennes totales des mois d'hiver ont oscillé entre 4°5 et 11°3, ce qui n'est pas une bien forte oscillation. » Et plus loin : « Il y a, cependant, de grandes oscillations diurnes ; mais ces oscillations sont très graduelles, et Argelès n'a rien à redouter de la comparaison avec un grand nombre de stations d'hiver : la moyenne thermométrique est un peu plus basse qu'à Nice et à Amélie-les-Bains ; mais les oscillations nychtémérales sont moins considérables. »

L'été est tempéré grâce à la brise du Nord, venant par la coulée de Lourdes. Les grandes chaleurs s'observent exceptionnellement et seulement en juillet.

« A partir de la deuxième semaine d'août, la température du jour s'abaisse, les soirées sont tièdes, les nuits fraîches sans être froides, et voici venir septembre avec ses journées ensoleillées, ses séries de dix jours superbes, ses soirées et ses nuits étoilées et surtout le calme et l'immobilité de l'air. Aussi, c'est pour cette station qu'il faut dire : La journée médicale est longue (2). »

Action médicale du climat d'Argelès

Le docteur Ferrand, dans sa communication à l'Académie des Sciences, résume dans les termes suivants l'action médicale du climat d'Argelès :

« Par son altitude, l'air y est vivifiant au point d'entraîner un léger degré d'excitation fonctionnelle, mais comme il est en même temps généralement doux, comme il est surtout humecté d'une notable proportion de vapeur d'eau, il ne fouette pas les sujets inutilement et les entraîne à faire une bonne restauration nutritive sans épuiser leurs aptitudes sensitives et motrices. » Les conclusions du Dr Ferrand s'appliquent plus spécialement à Argelès-Montagne, c'est-à-

---

(1) Noël Raynaud : Le Sanatorium d'Argelès. Thèse de Paris, 1901.

(2) Thermes. Notice sur la création d'un établissement d'hydrothé-rapie médicale à Argelès.

dire au flanc de la montagne du Gez (466 mètres d'altitude) où est bâti le sanatorium aujourd'hui en pleine prospérité.

Lorsque l'on considère Argelès-Vallée un autre facteur intervient. Sans doute le climat conserve son action excitante de la nutrition, mais, en même temps, un autre élément de la plus haute importance fait son apparition : nous voulons parler de *l'action sédative sur le système nerveux*. Argelès-Vallée, de même que Pau et de même que Cambo, possède une action calmante des plus manifestes, qui se fait sentir sur les divers systèmes digestif, circulatoire, respiratoire et surtout nerveux. Cette station climatérique était donc toute désignée pour la création d'un établissement d'agents physiques dont nous allons faire connaître l'organisation et les indications médicales.

Avantages de la résidence à Argelès

L'heureuse situation d'Argelès permet aux malades de faire des promenades et excursions très intéressantes, sans fatigue aucune. Au début de la cure, quelques promenades à pied, à deux ou trois kilomètres au plus de la station, conduisent à l'ancienne abbaye de Saint-Savin, à Pietat, d'où l'on découvre l'admirable panorama de la vallée. Si l'on ne peut monter qu'avec difficulté, la vallée elle-même fournit de très agréables sorties.

Plus tard, lorsqu'on peut affronter les courses en voiture, les promenades vers Lourdes, Arrens au pied du massif du Gabizos, aux ruines du château de Baucens, Luz et Saint-Sauveur, etc., sont un élément constamment nouveau de distractions.

Argelès peut, en effet, être considéré comme un centre unique d'excursions, duquel on peut rayonner en divers sens.

AMÉNAGEMENT INTÉRIEUR ET FONCTIONNEMENT DE L'INSTITUT

L'établissement est situé dans la vallée même d'Argelès, à une altitude de 425 mètres, au milieu d'un parc de 6 hectares, vraiment admirable, et qui crée autour de l'Institut une zone de solitude et de fraîcheur. Il est constitué par une haute tour carrée centrale, flanquée de deux pavillons latéraux ; une terrasse règne autour de la construction, et de là on découvre d'un côté la vallée de Lourdes, de l'autre les assises étagées du Gabizos (voy. fig. 2). Le bâtiment central est occupé par l'installation hydrothérapique ; l'aile droite renferme les appareils de l'électrothérapie ; quant à l'aile gauche, elle est consacrée à une installation d'orthopédie que dirige le Dr Bergugnat, ancien assistant du Dr Calot, de Berck. (Voy. fig. 1.)

HYDROTHÉRAPIE

Les réservoirs à eau sont situés au sommet de la haute tour carrée centrale, à une hauteur de 12 mètres. On voit donc que la pression est considérable, et permet d'obtenir facilement tous les effets de douches percutantes.

Ces réservoirs sont au nombre de trois, et chacun d'eux renferme de l'eau à une température différente. Nous ne ferons que signaler le réservoir à eau chaude dont la température moyenne est maintenue à 50° par une chaudière placée dans les sous-sols. Le réservoir à eau froide est alimenté par le gave d'Azun dont la température n'excède pas 12° à 13° même pendant les chaleurs de l'été. Mais nous savons aujourd'hui qu'il est souvent utile en hydrothérapie médicale de recourir à des températures inférieures à 12° ; *aussi l'établissement possède-t-il un réservoir d'eau réfrigérée obtenue par le moyen d'une puissante machine à glace du système Otto-Fixary.*

Une triple canalisation conduit ces trois différentes sortes d'eau, à la tribune du médecin doucheur qui, par l'action des

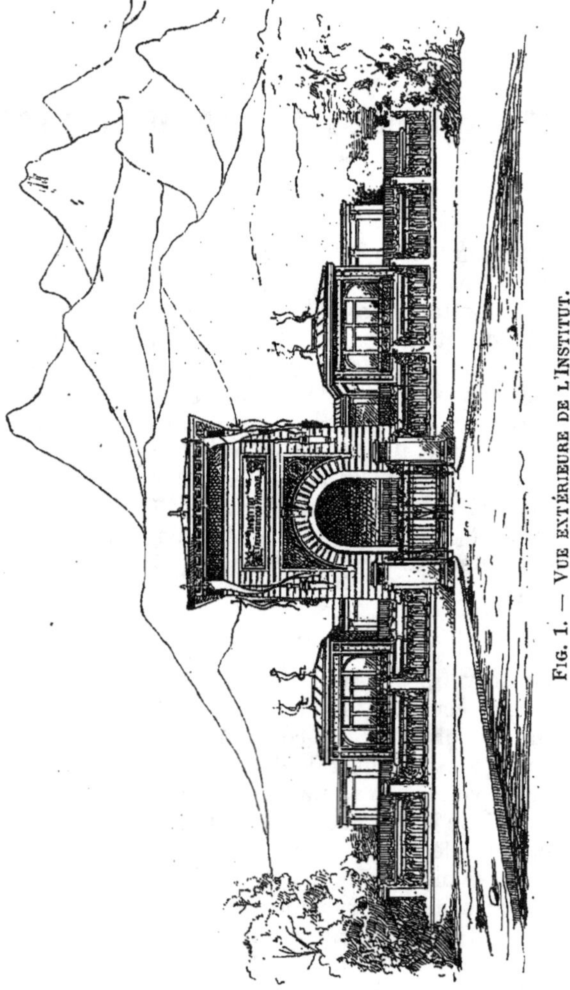

Fig. 1. — VUE EXTÉRIEURE DE L'INSTITUT.

robinets mélangeurs, obtient facilement la température voulue. La gamme des températures dont dispose l'installation d'hydrothérapie, s'étend donc de 6° à 50°, et l'on conçoit que le médecin possède ainsi une grande latitude, pour répondre à toutes les indications tenant soit à la nature de la maladie, soit au tempérament spécial du malade.

La salle où se donnent les douches est vaste et belle, éclairée à profusion par la lumière tombant d'un plafond vitré. A chacune de ses extrémités, se trouve une piscine : piscine chaude très grande, piscine froide de dimensions plus restreintes. A droite et à gauche de la salle de douches s'ouvrent des cabines de déshabillages, pour les hommes à droite, pour les femmes à gauche. Signalons encore des bains ordinaires, des bains de vapeur, des bains de siège, qui complètent les moyens d'action du service d'hydrothérapie.

Attenant aux cabines de bain se trouvent deux petites salles hermétiquement closes, et dont l'atmosphère peut être portée à une haute température par des radiateurs électriques, de manière à permettre l'administration *des bains d'air sec et surchauffé*.

ÉLECTROTHÉRAPIE

On sait que l'électricité sous ses diverses formes a pris, dans ces dernières années, une grande place dans le traitement des affections nerveuses les plus variées. L'électricité tend, non pas à détrôner l'hydrothérapie médicale — dont le règne est assuré depuis Priessnitz et Fleury, — mais à lui venir en aide et, au besoin, à la suppléer dans certains cas où les douches sont restées impuissantes.

Les divers appareils électriques de l'Institut, installés par Gaiffe, l'habile constructeur de Paris, ont été répartis dans des salles séparées de telle sorte que plusieurs malades peuvent être traités simultanément et en toute indépendance.

Voici, d'abord, le tableau très complet imaginé par Tripier, et permettant de transformer le courant industriel à 110 volts en toutes les formes du courant médical (courants galvanique et faradique rythmés ou non rythmés, courants galvanofaradiques).

Voici, dans une seconde salle, la *machine statique* à grand débit, indispensable aux déprimés, aux neurasthéniques que tourmentent de continuelles insomnies.

Dans une autre pièce, se trouve le *bain hydro-électrique,* et, à côté de lui, le *bain de lumière.*

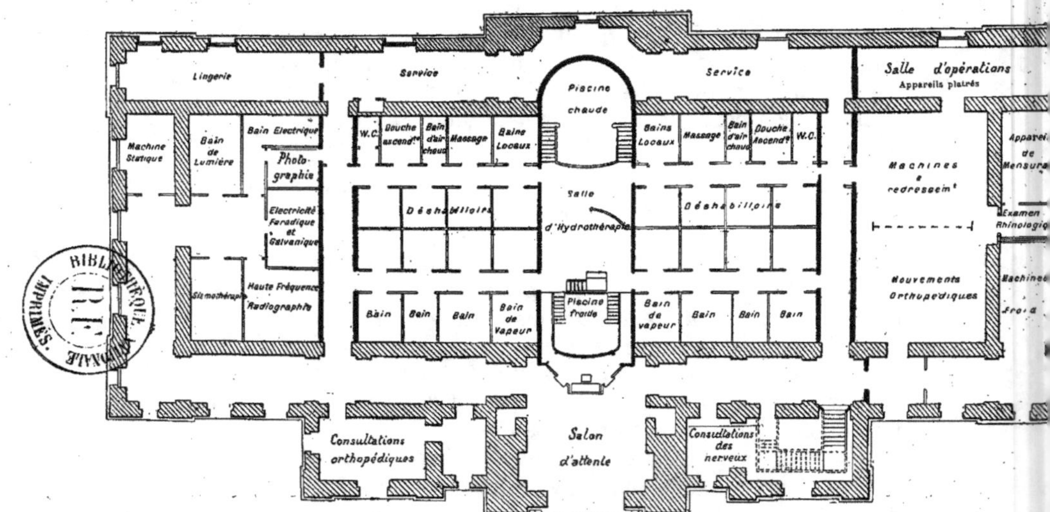

Fig. 2. — Distribution générale de l'Institut.

Une quatrième salle est affectée au massage vibratoire ou *sismothérapie*.

On n'a eu garde d'oublier les *courants de haute fréquence*, dont les applications thérapeutiques semblent s'étendre de jour en jour : le dispositif de d'Arsonval, qui permet de les obtenir, voisine à côté des appareils de *radiographie* et de *radioscopie*.

Tels sont les moyens d'action nombreux, dont dispose l'établissement d'Argelès. On voit que par leur multiplicité ces moyens réalisent bien l'*Institut de Thérapeutique physique*. Le lecteur est maintenant à même de suivre et de contrôler les indications médicales de l'établissement d'Argelès.

INDICATIONS MÉDICALES

Personne n'ignore aujourd'hui les ressources principales qu'offrent l'hydrothérapie et l'électrothérapie dans le traitement des maladies du système nerveux. On peut même dire qu'elles en constituent la base essentielle.

Parmi ces maladies, citons en première ligne, *l'hystérie*, devenue si commune de nos jours, qu'elle frappe presque aussi bien les campagnes que les villes. Il n'y a, à ce fait, rien d'étonnant, si l'on songe aux difficultés de plus en plus grandes qui assaillent notre existence, à l'effroyable dépense d'influx nerveux que l'on fait respectivement dans presque toutes les branches de la société, enfin à la résistance bien moindre que, de nos jours, nous savons ou pouvons opposer aux chagrins, aux misères de la vie. Aussi voyons-nous toutes ces diverses causes entraîner un véritable déséquilibre moral qui, à son tour, aboutit à l'hystérie ou à la neurasthénie.

Ajoutons-y encore l'alcoolisme et la syphilis qui se sont propagés dans d'intenses proportions, et dont on sait le rôle essentiellement déprimant vis-à-vis du système nerveux.

En second lieu, citons la *neurasthénie* dont les manifestations sont très heureusement influencées par l'emploi de l'eau et de l'électricité. Combinée, selon les indications, avec les bains statiques, les bains hydro-électriques, etc..., la douche biquotidienne, principalement froide et suivie, à la séance du soir, d'une immersion rapide dans la piscine,

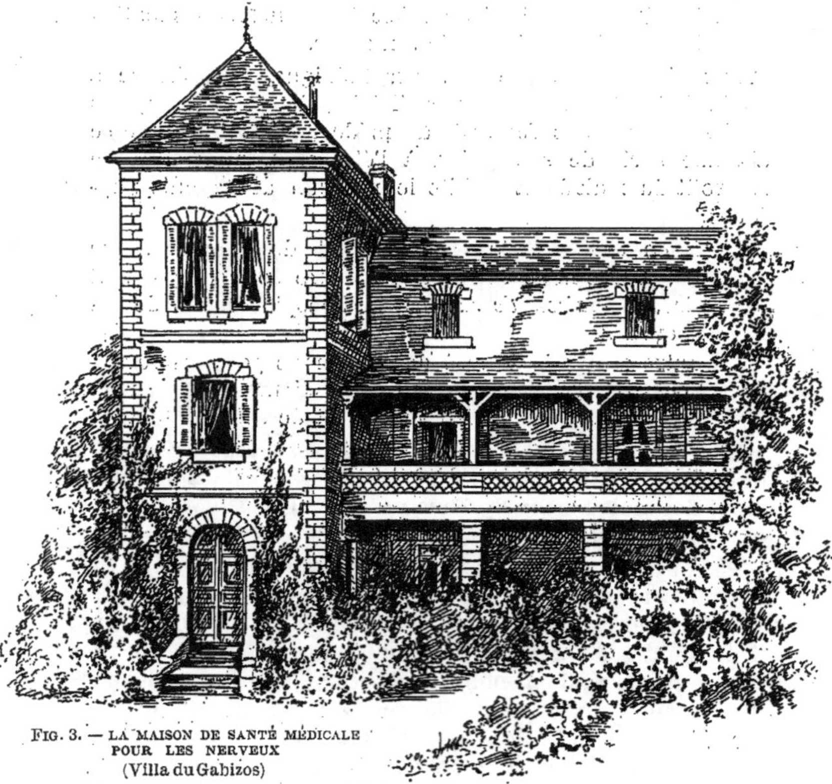

FIG. 3. — LA MAISON DE SANTÉ MÉDICALE
POUR LES NERVEUX
(Villa du Gabizos)

constitue le traitement par excellence de la neurasthénie.
Mais un autre élément doit intervenir contre cette affection; c'est l'éloignement du malade de son milieu, de sa famille, du centre de ses affaires et son séjour dans une maison de santé médicale où il trouve, de la part du médecin-directeur, tous les soins physiques et moraux que réclame son état. Incapable de se diriger, en proie à une aboulie complète, le

neurasthénique a besoin qu'un médecin autorisé s'occupe activement de lui, le réconforte dans les moments de défaillance et lui rende cette confiance en lui-même dont il est si totalement dépourvu. Selon l'expression pittoresque d'une de mes anciennes malades, on peut comparer le neurasthénique à une horloge qui se détraque tous les matins et que le médecin est chargé de remonter.

Au moins autant que le neurasthénique, l'hystérique a besoin d'être constamment surveillé de près, de se sentir sous la dépendance, sous l'autorité du médecin. Il s'établit, de ce fait, une sorte de suggestion à l'état continu qui tourne au profit du malade et facilite leur action aux agents physiques.

Aussi, en créant à Argelès l'Institut de Thérapeutique physique, avons-nous songé à y joindre son complément nécessaire, la *maison de santé* pour l'hospitalisation de ces grands nerveux.

Une autre catégorie de malades que nous pouvons revendiquer, comprend les *épileptiques* et les *vésaniques*. Pour les premiers, l'action de l'hydrothérapie et de l'électrothérapie paraît moins manifeste que chez les malades précédents ; cependant, lorsque le traitement est manié avec prudence, que les douches sont administrées par le médecin seul, on obtient de très beaux résultats. Il va sans dire que l'emploi des agents physiques doit être combiné avec l'usage du bromure de potassium, selon la méthode de Charcot.

Les vésaniques, les mélancoliques principalement, se trouvent admirablement de l'hydrothérapie et de l'électrothérapie. Par l'emploi des bains statiques, surtout des bains hydro-électriques, des douches dont on doit varier la température selon les symptômes, on arrive à leur restituer le sommeil dont la privation est si pénible aux hypochondriaques, et à combattre l'anorexie et les troubles digestifs qui sont parmi les manifestations habituelles de la mélancolie.

Les comitiaux et les hypochondriaques sont également de ceux que l'on doit hospitaliser.

La *chorée* est une des maladies que l'hydrothérapie guérit le plus facilement. Je peux hautement affirmer que, durant ma direction de l'Institut hydrothérapique de Rouen, tous les choréiques dont on a bien voulu me confier le traitement hydrothérapique, ont été guéris, et cela dans un laps de temps relativement peu considérable, un à deux mois en général. Seul, l'un d'entre eux, grand nerveux et de souche névropathique, du côté maternel surtout, exigea une durée de cinq mois pour sa guérison, et encore ce ne fut qu'après la séparation d'avec les siens et son internement dans notre maison de santé que nous pûmes obtenir un commencement de détente dans les grands mouvements.

La *maladie de Basedow* compte encore parmi les affections à traiter par les douches et l'électricité. La tuméfaction du cou diminue par les applications locales et générales d'électricité, pendant que l'hydrothérapie relève rapidement les forces du malade.

Nous en dirons autant de la *maladie des tics* que l'hydrothérapie modifie très heureusement, surtout si on la combine avec la méthode des Professeurs Pitres ou Brissaud.

L'asthme, principalement *l'asthme nerveux*, doit être traité par les agents physiques. J'en ai vu, l'an dernier, à Argelès, un exemple bien frappant chez une jeune femme de trente ans, atteinte de crises d'asthme depuis six ans environ, crises d'asthme dont on avait, jusque-là, méconnu le caractère purement nerveux. Sous l'influence de la médication hydrothérapique, les crises d'étouffement disparurent rapidement et l'état général redevint florissant. La guérison s'est maintenue, car cette jeune femme n'a pas eu un seul accès d'asthme pendant l'hiver qui vient de s'écouler, contrairement aux hivers précédents pendant lesquels elle gardait presque constamment le lit ou la chambre.

Les *névralgies*, la *sciatique* surtout, relèvent également du traitement par les agents physiques. La douche écossaise, les étincelles électriques et le massage constituent le traitement qui m'a rendu le plus de services.

Nous terminerons cette nomenclature, en citant les *anémies essentielles ou secondaires*, les *crampes professionnelles*, les *myélites diverses* parmi lesquelles *le tabes* contre qui l'hydrothérapie chaude a une si puissante action, les *traumatismes anciens*, les *œdèmes* résultant de luxations ou fractures antérieures, et pour lesquels des douches en jet plus ou moins brisé, précédées d'une séance de massage, sont absolument indiquées.

Dans cette courte revue, j'ai souvent cité l'emploi du massage ; je considère, en effet, cette médication comme un des plus utiles adjuvants de l'hydrothérapie et de l'électrothérapie, et j'en use très volontiers.

———

L'établissement d'hydrothérapie médicale est ouvert pendant toute l'année, ainsi que la maison de santé médicale pour les nerveux (Villa du Gabizos).

Paris. — Imprimerie C. PARISET, 101, rue Richelieu.